UTILIZZI DEGLI OLI ESSENZIALI PER PRINCIPIANTI

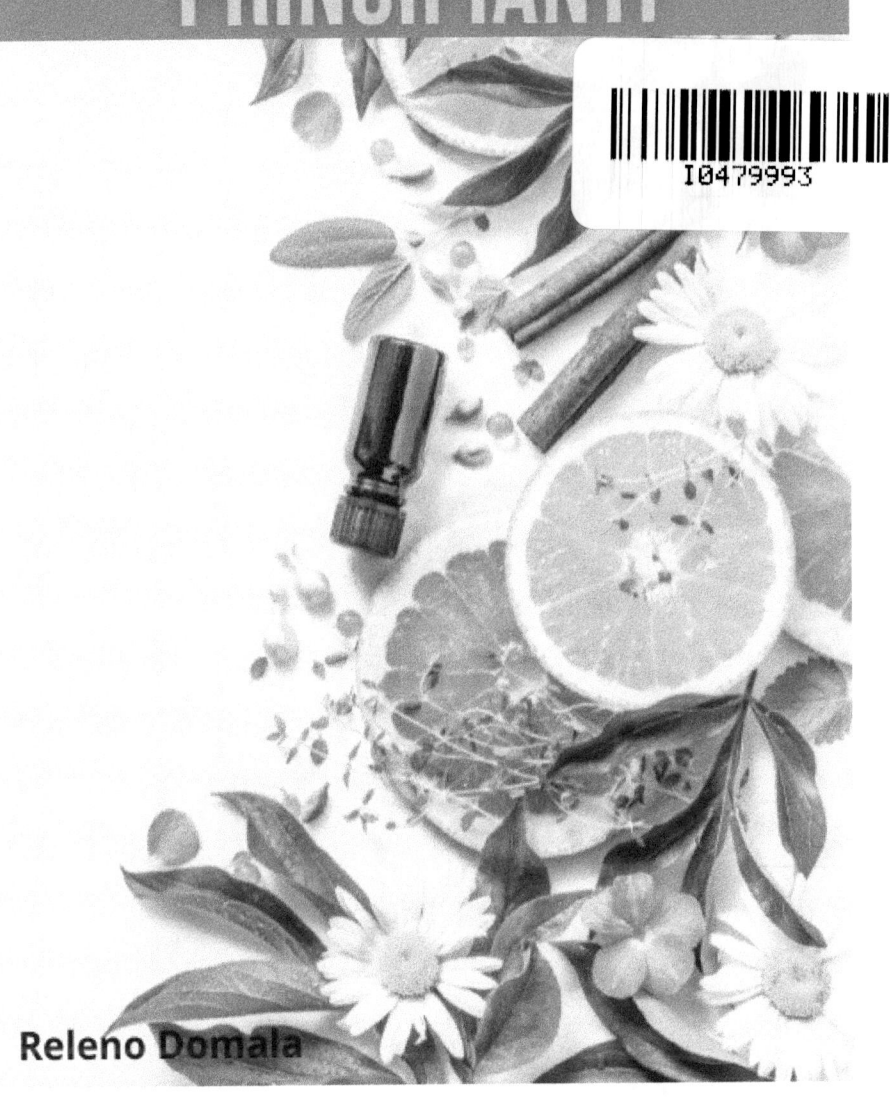

Releno Domala

Releno Domala

UTILIZZI DEGLI OLI ESSENZIALI PER PRINCIPIANTI

UUID: 44fd2c8e-c42d-4d5b-bd8a-7629278454a7

Questo libro è stato realizzato con StreetLib Write

https://writeapp.io

Indice dei contenuti

-
-
-
-
-
-
-

DISCLAIMER

DISCLAIMER

Queste informazioni sono solo a scopo di riferimento.
Le dichiarazioni non sono intese come sostituto di
un'assistenza sanitaria professionale
né per diagnosticare, trattare, curare o prevenire condizioni
mediche o malattie.
Ogni malattia o lesione richiede la supervisione di
un medico o un operatore di medicina alternativa.

STORIA E TRADIZIONE

L'olio essenziale, l'essenza aromatica concentrata estratta da una pianta, potrebbe essere definito la psiche della pianta, ovvero la sua personalità più la sua fisicità. L'olio essenziale viene talvolta definito "l'anima" di una pianta aromatica. Questa forza vitale è generalmente più sottile e acquosa che oleosa, il che rende il nome un po' improprio. A parte la consistenza, le essenze sono altamente concentrate ed estremamente volatili, spesso contengono centinaia di componenti organici, a volte solo pochi.

Gli oli essenziali includono una serie di ormoni, vitamine e sostanze chimiche necessarie per svolgere le varie funzioni delle piante. L'essenza di un fiore, ad esempio, attira gli insetti per l'impollinazione. In un arbusto o in un albero, l'olio essenziale diventa resina per curare le ferite causate da gravi danni atmosferici. L'olio essenziale regola il contenuto d'acqua in una pianta e previene l'evaporazione. Oppure, una pianta può produrre sostanze chimiche per scoraggiare i predatori e mettere in guardia altre piante e alberi. Spesso una pianta produce una sostanza tossica contro batteri, virus o funghi. Gli oli essenziali di questi organismi altamente complessi del regno vegetale sono uno dei tanti doni della natura agli esseri umani. Sono stati utilizzati per rinfrescare l'atmosfera, arricchire il cibo e curare qualsiasi malattia del corpo, della mente o dello spirito dell'uomo.

Gli oli essenziali vengono utilizzati da migliaia di anni nell'arte e nella scienza dell'aromaterapia. Al leggendario sovrano cinese Shen Nung si attribuisce la scoperta delle proprietà medicinali delle piante e la stesura del primo testo di erboristeria, il "Pen Tsao" (2700-3000 a.C. circa), un catalogo di oltre 200 prodotti botanici. Gli archeologi di oggi trovano continuamente prove dell'uso terapeutico degli oli essenziali nelle civiltà dell'antica Cina, dell'India e del Medio Oriente. L'Ayurveda, la medicina tradizionale indù praticata in tutto il mondo, utilizza trattamenti a base di erbe con origini nel II millennio a.C.

Gli antichi Egizi utilizzavano incensi, acque, unguenti e resine per varie cerimonie religiose. La regina Cleopatra teneva enormi giardini con centinaia di fiori e usava le loro essenze per profumare il suo corpo e l'ambiente circostante. Urne di terracotta piene di oli aromatici accompagnavano i faraoni nell'aldilà. I soldati romani curavano le ferite con miele e mirra e imperatori e studiosi si rilassavano in leggendari bagni profumati. L'Antico e il Nuovo Testamento della Bibbia contengono ricette dettagliate che utilizzano composti aromatici.

L'uso diffuso degli oli essenziali in tutta Europa coincise con l'invenzione dei metodi di distillazione in vetro nel XVI secolo, la scoperta di nuove rotte commerciali e l'invenzione del microscopio, che facilitò lo studio dei composti bioattivi. Questi sviluppi portarono all'estrazione di oli essenziali da piante come il rosmarino francese, la camomilla italiana e la lavanda inglese. La regina Elisabetta I utilizzò un'abbondante scorta di olio di lavanda inglese per tutta la sua vita, una pratica continuata dalla regina Vittoria durante i suoi 64 anni di regno. La tradizione è stata mantenuta nel secondo Novecento da Diana, Principessa del Galles, che spesso veniva fotografata mentre faceva la spola tra Kensington Palace e lo studio del suo aromaterapista. La sua abitazione veniva mantenuta naturalmente profumata con oli essenziali durante tutto l'anno.

L'aromaterapia moderna nacque all'inizio del XX secolo quando Rene-Maurice Gattefosse, un chimico francese che lavorava per un importante profumiere, si diede accidentalmente fuoco al braccio in laboratorio. Lo spinse nella vasca più vicina di un liquido freddo, che per caso era olio di lavanda, e provò un immediato sollievo. Le precedenti ustioni chimiche avevano provocato forti dolori, arrossamenti, vesciche e cicatrici. Sorprendentemente, questa ustione è guarita rapidamente con un dolore minimo e senza cicatrici. Gattefosse coniò il termine "aromaterapia" per descrivere la sua esperienza di guarigione. Trascorse il resto della sua vita a ricercare i benefici degli oli essenziali per la salute e pubblicò le sue scoperte nel libro "Aromaterapia" del 1937. Fu tradotto in inglese nel 1993 e la seconda edizione è ancora in stampa, 70 anni dopo la sua stesura.

Il medico francese Jean Valnet continuò il lavoro di Gattefosse durante la Seconda Guerra Mondiale, utilizzando gli oli essenziali per trattare con successo i soldati feriti con cancrena, riducendo notevolmente la necessità di amputazione. Il suo libro, "La pratica dell'aromaterapia", rese popolare l'aromaterapia per uso medico e psichiatrico in Francia negli anni '60. Nel 1962, Marguerite Maury pubblicò delle scoperte che annunciavano i benefici cosmetici degli oli essenziali. Il primo libro in lingua inglese, "The Art of Aromatherapy" di Robert Tisserand (1977), introdusse i benefici dell'aromaterapia abbinata al massaggio e fece progredire questa pratica nel Regno Unito e negli Stati Uniti.

Il movimento New Age si è poi avvicinato all'aromaterapia e "il resto è storia". A partire dagli anni '80, il fiorire della medicina olistica e naturale ha creato un ambiente favorevole all'aromaterapia. Nel 2008, l'aromaterapia rappresentava il 95% del mercato globale degli oli essenziali, circa 4,6 miliardi di dollari. Nell'ultimo decennio l'industria è cresciuta a un ritmo del 7,5% annuo e non mostra segni di cedimento. L'aromaterapia esiste da sempre ed è destinata a rimanere.

AROMATERAPIA

OLI ESSENZIALI DECODIFICATI

Innanzitutto, l'aromaterapia non intende sostituire le cure mediche tradizionali. Più precisamente, è un'estensione di una pratica consolidata di trattamento delle condizioni mediche con piante presenti in natura. L'aspirina di oggi è nata da esperimenti con i sottoprodotti della pianta di spirea presso la fabbrica di coloranti Bayer & Co.

Un chimico intraprendente, Felix Hoffman, sintetizzò il primo acido acetilsalicilico, noto per aver trattato con successo i reumatismi. Da generazioni curiamo i sintomi del raffreddore con il Vicks Vaporub, i cui ingredienti principali sono forme sintetiche di menta (mentolo), alloro (canfora) ed eucalipto (eucaliptolo), oltre a foglie di cedro, noce moscata e oli di pino. La Coca Cola era originariamente commercializzata come "tonico per i nervi" e conteneva vari oli essenziali di agrumi e spezie.

L'aromaterapia, come tutte le cure, è sia una scienza che un'arte e offre uno studio affascinante ma a volte travolgente. Fondamentalmente, gli oli essenziali sono molecole aromatiche estratte da materiale vegetale: petali, foglie, rametti, semi, aghi, legno, resina e scorza. Conoscere il gergo di base dell'aromaterapia è il primo passo per comprendere il modo straordinario in cui gli oli essenziali vengono utilizzati per trattare "qualsiasi problema" fisico, cosmetico, mentale, emotivo o spirituale. Di seguito sono riportati i termini e i concetti di base che ti aiuteranno a districarti tra una pletora di dati botanici e farmacologici che a volte possono sembrare confusi e contraddittori. Sono elencati in ordine alfabetico per facilitare la consultazione.

OLI ASSOLUTI

Gli oli assoluti sono oli solubili in alcol o semi-liquidi che derivano dal processo di estrazione con solvente utilizzato per le piante che hanno una resa insolitamente bassa. Ad esempio, 1.000 libbre di fiori producono un cucchiaino di assoluta di gelsomino. Un cucchiaino di assoluta di rosa richiede 5.000 libbre di petali; ma la distillazione a vapore per ottenere una quantità uguale di olio essenziale di rosa, chiamato rosa otto (attar), richiede una quantità doppia, ovvero 10.000 libbre di petali. Di conseguenza, l'otto di rosa ha un prezzo doppio rispetto all'assoluto di rosa, che è uno degli oli essenziali più costosi.

OLI MISCELATI

Le "miscele", talvolta chiamate "formule" o "sinergie", sono fondamentalmente la ricetta di un produttore per una combinazione di oli mirata al trattamento di una specifica condizione. Esistono tanti oli pre-miscelati quanti sono i disturbi, le malattie, le funzioni corporee, gli stati d'animo, gli stati d'animo e i livelli di crescita spirituale. La selezione è limitata solo dall'immaginazione del venditore o del produttore. Gli aromaterapeuti professionisti hanno le loro "ricette", basate sulla conoscenza e sull'esperienza. Gli esperti consigliano anche a chi è alle prime armi con l'aromaterapia di studiare i profili dei singoli oli essenziali e di creare i propri trattamenti sulla base di un minimo di conoscenza e di preferenze personali.

Le miscele, tuttavia, sono eccellenti se vuoi sperimentare con formule premiscelate, ma richiederanno tanto tempo quanto l'apprendimento dei singoli oli. Non esistono due formule miscelate, ad esempio per la congestione, che siano uguali. Forse, confrontando i rimedi miscelati, potresti trovare ingredienti comuni, ma le loro proporzioni non saranno le stesse.

OLIO CARRIERA

Che gli oli essenziali siano densi e oleosi o sottili e acquosi, hanno una caratteristica chimica comune: olio e acqua non si mescolano. Gli oli essenziali, anche se sono chiari e fluidi, si mescolano bene solo con oli grassi o alcol. Il modo principale per diluire gli oli essenziali è in un olio vettore, talvolta chiamato olio base. Gli oli portanti vengono solitamente spremuti da semi, noci, verdure o alberi. Gli oli portanti più comuni sono quelli di mandorla, cocco, jojoba e girasole.

Nella maggior parte delle "miscele" di oli essenziali, l'ingrediente principale è un olio vettore con piccole quantità, in alcuni casi solo gocce, di oli essenziali, che per la maggior parte sono troppo forti per essere applicati sulla pelle non diluiti o troppo costosi per essere utilizzati da soli. Alcuni oli essenziali, come la lavanda o il tea tree, sono abbastanza delicati da poter essere utilizzati come oli vettore.

Gli oli vettore sono un modo per distribuire piccole quantità di olio essenziale su tutto il corpo durante il processo di massaggio. Inoltre, gli oli vettori trattengono l'umidità e impediscono agli oli essenziali di evaporare troppo rapidamente quando sono esposti all'aria. Gli oli essenziali diluiti durano più a lungo; durante il massaggio, ciò significa che gli oli essenziali indugeranno e si assorbiranno lentamente nella pelle.

ESTRAZIONE

L'estrazione è il processo utilizzato per rimuovere le molecole di olio dal materiale vegetale. È importante capire l'estrazione perché determina le proprietà di un olio essenziale, i suoi benefici, le modalità di acquisto e di utilizzo. I quattro metodi principali di estrazione degli oli essenziali sono la distillazione a vapore o ad acqua, l'estrazione con solvente e l'espressione.

- La distillazione a vapore sotto pressione è il metodo di estrazione più efficiente. Il materiale vegetale viene riscaldato, si forma un vapore e quando si raffredda il liquido risultante è l'olio essenziale. Nella distillazione ad acqua, il materiale vegetale viene aiutato ad essere immerso nell'acqua e riscaldato in un contenitore sigillato; questo metodo richiede più tempo rispetto alla pressione del vapore e rischia di danneggiare i componenti delicati degli oli essenziali a causa della maggiore esposizione al calore. La distillazione a vapore è il metodo di estrazione preferito e più comunemente utilizzato.

- L'estrazione con solvente viene utilizzata per petali delicati come il gelsomino e la rosa con una bassa resa di olio essenziale. Questa estrazione è il processo finale di un metodo chiamato enfleurage, in cui i petali vengono posti su un vetro e aiutati con un grasso o un olio inodore. Un metodo alternativo consiste nel mescolare i fiori all'olio riscaldato. I fiori vengono aggiunti fino a quando l'olio o il grasso non si satura di essenza floreale, formando una sostanza chiamata "cemento" o "pomata". La pomata viene immersa nell'alcol che assorbe la fragranza del grasso e le due sostanze vengono separate. L'alcol viene lasciato evaporare, lasciando il particolato della pianta, l'essenza "assoluta" del fiore. Il grasso viene utilizzato nella produzione del sapone. Quando come solvente si utilizza un prodotto petrolchimico sintetico come l'esano o il benzene, i benefici aromaterapici dell'assoluta sono inferiori a quelli ottenuti con il solvente dell'alcol, una sostanza organica derivata dallo zucchero o dall'amido.

- L'espressione è il metodo per estrarre l'olio dalla scorza degli agrumi come il bergamotto, il limone e l'arancia. Tradizionalmente si trattava di un progetto che richiedeva molto tempo e che veniva eseguito a mano; oggi l'espressione delle scorze è meccanizzata. Puoi sperimentare l'espressione manuale tagliando un segmento di buccia da un frutto lavato e asciugato. Fora la buccia con l'unghia o con la punta del coltello e, sopra una ciotola, usa le dita per spremere gocce di olio essenziale dalla scorza. Conserva l'olio in una bottiglia di vetro scuro in un luogo fresco. Questo olio è buono come qualsiasi altro olio essenziale di agrumi ottenuto in commercio e può essere utilizzato in qualsiasi forma di aromaterapia.

- Un quinto metodo di estrazione scoperto di recente utilizza il processo di anidride carbonica (CO_2) a basse temperature. Questo metodo produce aromi molto profumati e molti aromaterapeuti ritengono che il processo sia preferibile all'estrazione con solventi. Il processo di CO_2, tuttavia, richiede attrezzature costose che rendono questi oli più costosi, oltre che rari e difficili da ottenere. Gli oppositori di questo tipo di processo ritengono che la temperatura dell'estrazione a CO_2 non sia abbastanza alta per distillare correttamente le molecole delle piante e che gli oli essenziali lavorati in questo modo dovrebbero essere riservati a usi non terapeutici, come saponi, candele e deodoranti per ambienti.

OLI AL 5% O AL 10%
Si tratta di un tipo di miscela, o formula, solitamente associata agli oli essenziali più costosi. I fornitori rendono questi oli essenziali costosi più accessibili diluendoli con un olio vettore. La percentuale non si riferisce alla qualità di un olio essenziale, ma indica piuttosto la sua quantità. Ad esempio, un flacone da un'oncia descritto come "5% Assoluto di Rosa in Jojoba" conterrà 30 gocce (1,5 ml) di assoluto di rosa e 95% di olio di jojoba.

OLI PER FRAGRANZE E PROFUMI

Gli oli di fragranza, chiamati anche "oli profumati" o "oli di profumo", sono aromi composti sinteticamente che simulano gli aromi naturali. Non vanno confusi con gli oli essenziali puri. I profumi possono replicare quelli naturali e avere qualità di familiarità, ricchezza, complessità e resistenza. Ma gli oli di fragranza sono formulati specificamente per essere aggiunti a profumi, saponi, candele, prodotti per la pelle, prodotti per capelli, deodoranti per ambienti e detergenti per la casa. Non hanno alcun valore né applicazione nell'aromaterapia. Alcuni buoni esempi di oli cosiddetti essenziali sono China Rain, Forest, Black Rose, Lily-of-theValley e Vanilla. Si tratta di oli per fragranze o profumi, comunemente prodotti con sostanze chimiche aromatiche sintetiche.

IDROSOLI

L'idrosol - chiamato anche idrolato, acqua floreale o acqua di fiori - è il sottoprodotto dell'acqua o del vapore della distillazione. Contiene la fragranza di un olio essenziale e ha gli stessi benefici. Gli idrolati sono preziosi prodotti per la cura della pelle, soprattutto se utilizzati in aggiunta ai trattamenti con oli essenziali. Le acque floreali per scopi cosmetici si ottengono, ad esempio, da camomilla, neroli e petali di rosa.

NEAT

La maggior parte degli oli essenziali è troppo forte per essere utilizzata non diluita e spesso compare l'avvertenza: "Non applicare pulito". Le rare eccezioni sono l'olio di lavanda e l'olio di tea tree che, in aggiunta agli oli vettore, sono sicuri se applicati direttamente sulla pelle.

OLI BIOLOGICI

Tecnicamente, gli "oli essenziali biologici" devono rispettare gli stessi standard applicati agli alimenti biologici e recare il sigillo circolare verde e bianco dell'UDSA che compare sui prodotti alimentari. Ciò significa che le piante devono essere coltivate senza l'uso di fertilizzanti o pesticidi chimici e non possono essere lavorate con additivi o conservanti artificiali, sintetici o chimici. Se le rose, ad esempio, vengono coltivate in modo biologico ma il loro olio essenziale viene estratto con un solvente petrolchimico o sintetico, l'olio essenziale risultante non sarà "biologico".

Il termine biologico viene utilizzato in modo generico e confuso con parole come "naturale al 100%", "puro", "privo di sostanze chimiche", "di altissima qualità", "senza pesticidi", "completamente vegetale", "coltivato in modo selvatico" e "non irrorato". Questi termini non sono sinonimi, anche se vengono usati in modo intercambiabile. L'unico modo per essere sicuri di acquistare oli essenziali veramente "biologici" è cercare il sigillo USDA o chiedere a un rivenditore di fiducia se è in grado di certificare che un determinato prodotto è coltivato e prodotto biologicamente.

In aromaterapia ci sono due scuole di pensiero che sostengono che gli oli essenziali biologici abbiano un aroma superiore o siano più benefici di quelli non biologici.

Un'argomentazione è che gli oli essenziali sono altamente concentrati e quindi trattengono alte concentrazioni di contaminanti; tuttavia, non ci sono prove scientifiche a sostegno di questo ragionamento. Il contro argomento è che quando gli oli vengono distillati a vapore, ad acqua o ad alcool, le molecole di pesticidi e fertilizzanti sono troppo grandi per passare attraverso il processo di distillazione. Ipoteticamente, solo i pesticidi spruzzati sul materiale vegetale durante o dopo il raccolto, due eventi improbabili, potrebbero sopravvivere alla distillazione.

La scelta di utilizzare oli essenziali biologici è personale quanto la decisione di scegliere alimenti biologici. Allo stesso modo, gli oli essenziali biologici sono più costosi di quelli non biologici, a volte anche più del 100%.

GUIDA ALL'ACQUISTO DEGLI OLI ESSENZIALI

LA LISTA DEI 10 MIGLIORI

Esistono più di 3.000 oli essenziali, di cui circa 300 sono utilizzati in aromaterapia. Di questi, i principali oli essenziali commercializzati sul mercato mondiale sono 101. Solo un aromaterapeuta professionista o un dilettante esperto li usa tutti e 101, raramente. L'arsenale medio di oli essenziali contiene circa una o due dozzine di oli singoli e da cinque a sette miscele.

Un buon numero per i profani o i principianti è dieci. Ma quali dieci? Ogni produttore, commerciante, autore e professionista ha una lista "Top 10" di oli essenziali e non esistono due liste uguali. Ci sono dei punti in comune, naturalmente, ma ogni lista è diversa. C'è la "Top 10 degli oli essenziali di sempre" (anche in questo caso, non ci sono due liste uguali), la "Top 10 dei più venduti", la "Top 10 dei consigliati", la "Top 10 per il raffreddore" e la "Top 10 dei floreali", solo per citarne alcune. Il modo migliore per iniziare a selezionare gli oli essenziali è stilare una lista personale: La mia Top 10 degli oli essenziali".

SCEGLIERE GLI OLI ESSENZIALI

Gli oli essenziali sono classificati in una miriade di modi: alfabeticamente, botanicamente, aromaticamente, chimicamente, in base ai disturbi, ai sistemi fisici del corpo o ai chakra, tra gli altri. La salute, il benessere e la bellezza sono legati all'equilibrio, mentre la cattiva salute e il disagio sono legati allo squilibrio o a forze opposte. Nel senso più elementare del termine, l'energia è sia positiva che negativa e queste due forze si bilanciano a vicenda. Il caldo bilancia il freddo, il buio bilancia la luce e gli opposti si attraggono. Un modo per classificare gli oli essenziali è il modo in cui portano equilibrio e riportano l'equilibrio.

I problemi fisici, mentali ed emotivi, visti come stati positivi o negativi, hanno bisogno di un antidoto. Trattando le malattie collettivamente come una dualità, gli oli essenziali possono essere classificati come "negativi" (rilassanti, calmanti, allevianti, sedativi) o "positivi" (stimolanti, ringiovanenti, rinvigorenti, risveglianti). Questo è il metodo utilizzato nei Capitoli 6 e 7. Questi 24 oli essenziali di base sono una compilazione di diversi elenchi di autori, aromaterapeuti, rivenditori e produttori. Non sono assolutamente esaustivi, ma piuttosto un buon punto di riferimento. Se trovi utile questo sistema, puoi aggiungere altri oli essenziali agli elenchi in base alla tua esperienza e a ulteriori ricerche.

Dall'elenco dei "12 oli essenziali rilassanti", scegline cinque destinati a trattare un problema o una situazione specifica che vuoi correggere, uno squilibrio nella tua vita che ha bisogno di essere risolto. Scegli altri cinque oli essenziali dall'elenco dei "12 stimolanti".

Poi, con la tua lista, visita una profumeria, un negozio di alimenti naturali o una farmacia dove si possono annusare gli oli essenziali e vedi quali aromi ti attraggono. Se senti un odore che non ti piace, rifiuta immediatamente quell'olio. Se l'olio non ti piace o se lo trovi offensivo a qualsiasi livello, provocherà una reazione negativa, anche se solo subliminalmente. Se hai esaminato la tua lista e hai trovato solo uno o due oli che ti piacciono, va bene. Continuando a lavorare con l'aromaterapia, sceglierai istintivamente altri oli quando ne avrai bisogno o quando il tuo odore cambierà.

ETICHETTA

Prima di acquistare gli oli essenziali, è utile sapere come leggere le etichette e le pubblicità tipiche di questo settore. I produttori non sono deliberatamente ingannevoli, ma capire l'etichetta degli oli essenziali è complicato. Non è necessaria una laurea in chimica, farmacologia o medicina generale, ma ci sono alcune frasi chiave che possono aiutarti a identificare i prodotti.

ETICHETTATURA CHIARA E SEMPLICE:
- Olio essenziale puro al 100%
- Olio essenziale terapeutico
- Nessun additivo, nessun pesticida
- Prima distillazione
- Non diluito e puro
- Massimo beneficio terapeutico

È anche una buona idea familiarizzare con le sottigliezze dell'etichettatura degli oli essenziali. Ad esempio, "olio essenziale puro al 100%" non significa necessariamente "non diluito". Un prodotto può contenere 3 gocce di olio di lavanda in 8 once di olio di jojoba ed essere comunque considerato puro al 100%.

Le prime distillazioni rappresentano la qualità più forte e più elevata di un olio essenziale. Le distillazioni successive sono progressivamente più deboli.

ETICHETTE DUBBIE:

- Olio arricchito di vitamine
- Ricco di olio essenziale
- Miscela contenente olio essenziale puro
- Olio a base vegetale
- Estratto da una pianta intera

Fai attenzione se l'etichetta o la pubblicità specificano quale parte di una pianta è stata utilizzata per ottenere un olio specifico. Se le ricerche dicono che il miglior olio essenziale di una pianta proviene dai suoi petali, ad esempio, fai attenzione a non scegliere un prodotto che contenga "estratto di foglie". L'olio essenziale di fiori d'arancio e l'olio essenziale di scorza d'arancio sono due oli completamente diversi, con proprietà e benefici terapeutici differenti.

Quando è possibile, è consigliabile acquistare oli essenziali singoli piuttosto che miscele o rimedi premiscelati. In questo modo puoi 1) controllare la quantità di diluizione che più ti aggrada, 2) regolare l'intensità e la natura dell'aroma e 3) prolungare la durata di conservazione degli oli perché si conservano più a lungo non diluiti.

ACQUISTI

Prenditi del tempo per fare acquisti e fare i conti. Gli oli essenziali possono essere acquistati in un negozio di alimenti naturali, in un negozio di alimentari biologici, in un negozio di articoli New Age, in una farmacia tradizionale, in una libreria, in una profumeria o in un negozio di cosmetici naturali. Ci sono letteralmente centinaia di rivenditori, distributori e produttori in tutto il mondo che offrono acquisti su Internet o aste. È una buona idea studiare a fondo i siti web per poter determinare e scegliere un rivenditore affidabile con cui fare affari.

Confronta i prezzi, che possono variare notevolmente. Un eccellente Rose Otto può variare da 300 a 700 dollari per 1/2 oncia (15 ml) a seconda del venditore. Se sei disposto a pagare un prezzo più alto, assicurati che sia giustificato e che "ottieni ciò per cui paghi". Allo stesso modo, i prezzi variano drasticamente a seconda del paese di origine. L'olio essenziale di sandalo più ricercato proviene dall'India e costa 150 dollari l'oncia (30 ml); l'olio di sandalo proveniente dall'Australia viene venduto a 80 dollari l'oncia. Quando acquisti online, confronta i costi di spedizione; alcuni grandi distributori offrono la spedizione gratuita per ogni ordine.

Infine, acquista gli oli essenziali solo se sono contenuti in bottiglie scure, di vetro blu o marrone. La luce e il calore riducono l'efficacia degli oli essenziali e ne accorciano la durata di conservazione. L'ossigeno presente nell'aria all'interno della bottiglia può causare il deterioramento del colore e l'odore di rancido. È meglio che grandi quantità di olio vengano travasate in contenitori più piccoli per ridurre la quantità di ossigeno nello spazio di testa della bottiglia. Se conservati in contenitori di vetro scuro, completamente tappati e ben chiusi, in un luogo fresco, da 40 a 60 gradi Fahrenheit (da 5 a 20 gradi Celsius), gli oli essenziali durano da 6 a 24 mesi.

Chiedi al tuo rivenditore la durata di un determinato olio al momento dell'acquisto. In qualsiasi momento, se percepisci un odore sgradevole o non caratteristico, l'olio essenziale è irrancidito e non è più terapeutico; anzi, potrebbe addirittura essere dannoso per la salute e causare irritazioni cutanee o reazioni allergiche.

MODI DI UTILIZZARE GLI OLI ESSENZIALI

In aromaterapia, i benefici degli oli essenziali si manifestano in due modi: attraverso l'inalazione o l'applicazione topica sulla pelle. Gli oli essenziali non vanno ingeriti in autoterapia, soprattutto da un profano, e solo in rari casi sotto la direzione di un medico autorizzato.

L'inalazione di un olio essenziale aumenta la frequenza cerebrale, bilancia le attività del cervello destro e sinistro e parametro il rilascio di ormoni in aree specifiche del corpo. Applicati sulla pelle, gli oli essenziali entrano nel flusso sanguigno e vengono indirizzati verso parti specifiche del corpo che necessitano di guarigione. Gli oli essenziali vengono guidati verso un particolare ormone, parte del corpo o sistema con cui sono più compatibili ed efficaci. Un olio specifico potrebbe essere efficace con il tessuto muscolare, un altro potrebbe essere attratto dal midollo osseo. È come se le molecole degli aromi fossero soldati in marcia verso un obiettivo preciso, pronti a colpire quando e dove serve.

METODI DI INALAZIONE

- Il modo più semplice e veloce per inalare le molecole di aroma dell'olio essenziale è quello di annusare direttamente da una fiala aperta o di indossare l'olio essenziale mescolato a un vettore come un profumo.

- Un'erogazione più intensa al cervello si ottiene mettendo alcune gocce di olio nel palmo della mano, coppettando le mani sul naso e inspirando ed espirando lentamente e profondamente attraverso il naso, tenendo la bocca chiusa.

- La diffusione dell'olio nell'aria è il metodo di inalazione più completo. Esiste un'ampia gamma di diffusori che vanno da una ciotola di ceramica riscaldata da una candela sottostante a una ciotola riscaldata elettricamente. Esiste anche un nebulizzatore, un vaporizzatore, un umidificatore, un inalatore a stoppino, un atomizzatore a spina con ricarica a stoppino, uno spray per ambienti, un pot-pourri, una bustina per cuscini o biancheria e l'ultima tendenza, un diffusore a più canne. In tutti i metodi di diffusione, bastano poche gocce di olio, combinate con il flusso o con l'acqua, per ottenere benefici terapeutici.

applicazione topica

- Un massaggio completo del corpo, con olio essenziale opportunamente diluito, è il modo più popolare per applicare l'olio essenziale sulla pelle. Un sollievo mirato può essere ottenuto applicando gli oli essenziali sui punti di riflessologia delle piante dei piedi e dei palmi delle mani. In caso di mal di testa, gli oli possono essere massaggiati sulle tempie. Per il sollievo dell'addome, un massaggio localizzato rilassa i muscoli utilizzati per la digestione.

- Un piacevole bagno nell'acqua della vasca trattata con olio essenziale o sali da bagno profumati è la conclusione perfetta di un massaggio o un piacevole trattamento a sé stante. Un olio essenziale diluito può essere aggiunto a una vasca idromassaggio o a una Jacuzzi, oppure spruzzato sulle pietre della sauna.

- Gli oli essenziali aggiunti a shampoo, balsamo, sapone, detergenti per il viso, lozioni e creme idratanti sono una saggia aggiunta ai regimi di bellezza per viso e capelli.

DILUIRE

In generale, da tre a cinque gocce di olio, aggiunte una alla volta, per un cucchiaino di olio vettore o lozione è un buon rapporto; usane meno nei prodotti per la cura della pelle del viso. Le eccezioni a questa regola per gli oli più forti e potenti sono indicate alla fine di ogni profilo nei Capitoli 4 e 5. Per l'acqua della vasca, sciogli prima l'olio essenziale nel miele, nell'olio vegetale, nella metà e metà, nel latte in polvere o liquido; in questo modo l'olio si disperderà nella vasca ed eviterà di accumularsi in un unico punto.

MISCELAZIONE

- Quando si crea una miscela, la cosa principale da ricordare è che "il naso sa". In base alle tue ricerche, scegli 3 oli che facciano ciò che vuoi. Sperimentali sui tamponi per determinare la tua "ricetta" unica e le quantità che vuoi incorporare in una particolare miscela. Utilizzando solo 3 ingredienti, più l'olio vettore o di base, gli errori possono essere corretti facilmente. Con l'esperienza, puoi aggiungere o sottrarre altri oli uno alla volta, fino a un massimo di 5.

- Mantieni la semplicità.

- Ricordati di espirare... e divertiti!

PRECAUZIONI GENERALI DI SICUREZZA

Le precauzioni suggerite di seguito non sono un riferimento completo per la sicurezza degli oli essenziali. Ti invitiamo a consultare le precauzioni di sicurezza specifiche alla fine di ogni profilo nei capitoli 6 e 7. Per qualsiasi domanda, consulta il tuo medico o un aromaterapeuta esperto.

- Una regola di sicurezza è quella di non usare mai un olio essenziale non diluito direttamente sulla pelle, né liscio. Si possono fare eccezioni per gli oli di lavanda e di tea tree, ma solo dopo un'attenta sperimentazione con pezze di prova. Alcune persone potrebbero essere ipersensibili anche alla lavanda e al tea tree, i due oli essenziali più delicati dell'aromaterapia.

- Prima di ogni primo utilizzo di un olio essenziale, è necessario effettuare un patch test cutaneo.

- Gli oli essenziali devono essere assunti per via interna solo sotto la supervisione di un medico autorizzato.

- Gli oli essenziali sono altamente infiammabili; fai molta attenzione alle fiamme.

- In caso di lesioni agli occhi causate dall'olio essenziale, irriga l'occhio con una soluzione salina sterile e isotonica per 15 minuti. Consulta immediatamente un medico se il dolore persiste dopo il lavaggio dell'occhio.

- Conserva gli oli essenziali in un armadietto chiuso a chiave, lontano dai bambini.

- I pazienti affetti da asma ed epilessia dovrebbero evitare finocchio, issopo e rosmarino.

- I bambini e gli anziani necessitano di dosi minori di oli essenziali, la metà di quelle raccomandate per un adulto sano. È noto che la menta piperita e l'eucalipto possono causare problemi respiratori in queste fasce d'età. La lavanda e il neroli, nonostante la loro natura delicata, possono essere tollerati solo in quantità minime (1 goccia nell'acqua del bagno e 1/2 goccia per oncia di olio vettore).

- I pazienti affetti da cancro possono utilizzare diluizioni moderate di bergamotto, camomilla, lavanda, zenzero e incenso; da evitare in particolare il finocchio e l'anice.

- Le persone sottoposte a chemioterapia dovrebbero evitare l'uso di oli essenziali.

- I pazienti con pressione alta dovrebbero evitare gli oli essenziali di pepe nero, chiodi di garofano, issopo, menta piperita, rosmarino, salvia e timo.

- I pazienti con pressione bassa dovrebbero evitare l'uso eccessivo di olio di lavanda.

- Le persone allergiche alla frutta a guscio non possono utilizzare oli di mandorle dolci o arachidi. Le alternative più sicure sono gli oli di girasole, canola (non OGM) e cartamo.

- Le donne incinte dovrebbero evitare gli oli essenziali prima della 18a settimana di gravidanza, soprattutto in caso di aborto spontaneo precedente. Nel secondo trimestre, gli oli essenziali possono essere utilizzati in basse dosi formulate da un aromaterapeuta professionista o da un operatore sanitario.

DODICI OLI ESSENZIALI RILASSANTI

BERGAMOTTO

Il bergamotto, coltivato principalmente in Calabria, in Italia, è un agrume dal sapore aspro la cui scorza, ironicamente, produce un olio dolce, simile al limone, con una fragranza delicata e rinfrescante. Il bergamotto è stato coltivato anche in Italia e negli Stati Uniti, ma la sua qualità non è paragonabile a quella dei frutti coltivati nel terreno unico dell'Italia meridionale. L'olio verde o giallo è un ingrediente importante di molte colonie e profumi e viene utilizzato nella produzione del tè Earl Grey, che conferisce alla bevanda il suo aroma caratteristico. Il bergamotto è considerato l'olio di agrumi più pregiato e a volte viene chiamato "olio solare". Ha un effetto lenitivo e calmante e allo stesso tempo energizza ed eleva lo spirito.

Il bergamotto è ottimo per le condizioni della pelle come eczema, psoriasi e herpes, acne e pelle grassa. È eccellente per le cistiti e le infezioni del tratto urinario, oltre che per ridurre la febbre. Bilancia l'appetito ed è utile per ridurre il peso e stimolare l'appetito.

Le qualità antidepressive del bergamotto lo rendono ideale per il Disturbo Affettivo Stagionale (SAD) nelle giornate fredde e grigie. Il suo effetto blando e sedativo aiuta a controllare la rabbia, ad alleviare lo stress, a ridurre la tensione nervosa, la paura e l'ansia.

PRECAUZIONI:

- Il bergamotto non deve essere usato sulla pelle. Deve essere usato solo in un olio vettore, in una lozione o nell'acqua del bagno. Alcune gocce in una soluzione sono sufficienti.

- Poiché la maggior parte dell'olio di bergamotto è fotosensibile, per evitare gravi reazioni cutanee non deve essere usato sulla pelle nelle 12 ore precedenti l'esposizione al sole. Tuttavia, l'olio di bergamotto etichettato come "senza bergaptina" o "bergamotto FCF" (senza furo-cumarina) è sicuro anche alla luce diretta del sole e non provoca reazioni.

CAMOMILLA

L'olio di camomilla, una sostanza di colore blu intenso estratta da fiori bianchi simili a margherite, ha un aroma dolce ed erbaceo con un sottofondo fruttato e un po' amaro. Una volta essiccati, i fiori vengono utilizzati per preparare una camomilla molto aromatica, una bevanda comunemente usata per favorire il rilassamento. Esistono molte varietà di camomilla, ma si ritiene che le specie tedesca e romana abbiano il miglior valore medicinale. La camomilla è lenitiva, calmante e riequilibrante, con un delicato effetto ringiovanente o ricostituente.

È uno dei pochi oli essenziali che possono essere utilizzati in modo sicuro su neonati e bambini, oltre che durante la gravidanza.

L'olio di camomilla è un agente antinfiammatorio utile per trattare eruzioni cutanee, vesciche e allergie, compresi gli eczemi. Ha anche proprietà analgesiche ed è utile nel trattamento di dolori profondi e persistenti, tensioni o spasmi muscolari. È eccellente per ridurre il mal di stomaco, i crampi pre-mestruali e il mal di testa, compresa l'emicrania. Grazie alla sua delicatezza, poche gocce diluite in acqua bollente possono essere utilizzate per fare un impacco lenitivo per gli occhi per trattare la congiuntivite o gli occhi stanchi.

L'effetto calmante e sedativo della camomilla la rende un ingrediente tradizionale dell'olio da massaggio per favorire il rilassamento generale. È la preferita per equilibrare gli sbalzi d'umore, l'emotività, l'ansia, la tensione nervosa e l'insonnia.

PRECAUZIONE:

- L'olio di camomilla che non è più blu e ha iniziato a diventare verde non è fresco e deve essere scartato.

SALVIA SCLAREA

La salvia, comunemente chiamata salvia, è un'erba alta con foglie pelose verde-viola e una profusione di piccoli fiori bianchi o viola chiaro. Dalla cottura a vapore dei petali e delle foglie si ottiene un olio dolce e muschiato con toni nocciolati e floreali, il più euforico degli oli essenziali, edificante, inebriante, profondamente rilassante e rivitalizzante.

Dal punto di vista fisico, questo olio è un ottimo analgesico, in particolare per i dolori addominali e di stomaco, compresi i crampi mestruali, i sintomi della menopausa come le "vampate di calore" e i dolori del travaglio. La salvia sclarea allevia il mal di testa, compresa l'emicrania, ed è un efficace massaggio al petto per alleviare l'asma. Viene spesso utilizzata per trattare la forfora e promuovere la salute del cuoio capelluto e dei capelli.

L'olio di salvia può produrre un "high" simile a quello di una droga ed è un potente aiuto nel trattamento di depressione, ansia e malinconia. È utile per ridurre lo stress che diminuisce la sessualità e per questo è considerato un afrodisiaco. Quest'olio aiuta anche a concentrare la mente e a sviluppare un pensiero più creativo, oltre a favorire un sonno riposante e sogni vividi e piacevoli. La salvia sclarea viene spesso utilizzata per raggiungere uno stato meditativo.

PRECAUZIONI:

- L'uso di un olio euforizzante come la salvia sclarea non è compatibile con il consumo di alcolici o con l'uso di droghe ricreative.

- Questo olio deve essere evitato durante la gravidanza e non deve essere mai utilizzato su neonati o bambini di età inferiore ai 18 anni.

FRANKINCENSO

L'albero dell'incenso cresce in India e nei paesi del Medio Oriente e dell'Africa, tra cui Oman, Egitto e Arabia Saudita. La sua resina bianca e lattiginosa si indurisce in "lacrime" di colore arancione che, se sottoposte a vapore, producono un olio essenziale dalla fragranza fresca e legnosa con toni balsamici e affumicati. L'incenso è stato usato per secoli nei riti di purificazione delle religioni giudaica, cristiana e islamica per eliminare la negatività ed è stato un dono dei Magi a Gesù bambino. Questo olio, utilizzato come disinfettante e fissatore di profumi, è anche un ingrediente dell'incenso. In generale, è calmante, edificante e ringiovanente.

L'incenso è uno dei migliori oli essenziali per la cura della pelle, un'ottima terapia per le pelli secche, sensibili o mature che hanno perso la loro elasticità. Questo olio viene utilizzato per ripristinare il tono della pelle e prevenire le rughe. Aiuta anche a ridurre le cicatrici e le smagliature. Inoltre, l'olio di incenso è utile nel trattamento di asma, bronchite, tosse, sinusite, raffreddore e mal di gola. Nel 2008 è stata condotta una ricerca medica presso l'Università del Connecticut e l'U.C. Davis in California, che ha utilizzato un composto di incenso per trattare con successo l'osteoartrite del ginocchio.

È l'olio essenziale più prezioso per indurre una respirazione lenta e profonda, alleviare la paura e sviluppare il coraggio e la forza emotiva. È anche un aiuto per eliminare tristezza, ansia, tensione nervosa, stress e incubi. L'incenso ispira la preghiera, la meditazione e gli stati d'animo mistici.

LAVANDA

L'olio di lavanda proviene dai fiori viola o violetti di un arbusto cespuglioso con foglie grigie o verdi che viene coltivato in tutto il mondo, ma il più pregiato proviene dalla Francia e dall'Inghilterra. L'olio, da incolore a giallo-verde pallido, ha un profumo pulito e floreale, leggermente dolce, con sottili sfumature balsamiche o legnose. Conosciuta come la Regina degli Oli Essenziali, o l'olio "tuttofare", la lavanda è il miglior olio essenziale in assoluto. Si combina bene con le altre essenze e ne potenzia l'efficacia. Se puoi avere un solo olio, scegli la lavanda. Quest'olio, che si ritiene attivi la ghiandola pineale nel cervello, equilibra e normalizza le funzioni del corpo e le emozioni ed è stato usato per migliaia di anni per il suo effetto calmante e rilassante. La lavanda è spesso utilizzata nei prodotti per la cura della pelle, nei profumi, nei saponi e nei detergenti per la casa. Può essere utilizzata in modo sicuro su bambini e neonati se diluita in un olio vettore o in una lozione.

La lavanda è un ottimo analgesico per i dolori muscolari e gli spasmi e per il mal di testa se usata come olio da massaggio o nell'acqua del bagno. È efficace per alleviare i sintomi di raffreddore, congestione sinusale e bronchite, oltre che per contrastare virus e infezioni. L'olio di lavanda può essere applicato non diluito (liscio) direttamente su ferite e ustioni, comprese quelle solari, per alleviare il dolore, combattere le infezioni e accelerare la guarigione e il ripristino della pelle. La lavanda è un trattamento per le punture d'insetto e un repellente per gli insetti. Altre condizioni della pelle trattate con la lavanda sono l'acne e il prurito dovuto alle allergie.

L'aroma della lavanda aiuta a controllare irritabilità, rabbia, ansia, sbalzi d'umore, iperattività e insonnia. L'effetto rinfrescante di questo olio lenitivo favorisce l'intuizione, la razionalità, la chiarezza di pensiero e la meditazione.

PRECAUZIONE:

- La lavanda dovrebbe essere evitata durante i primi tre mesi di gravidanza.

MAGGIORANA

La maggiorana, un'erba cespugliosa con foglie verde argento scuro, fusto lanuginoso e grappoli di piccoli fiori bianchi e rosati, produce un olio incolore dall'aroma speziato, caldo e legnoso. È stata utilizzata in profumi, unguenti e come aroma per i cibi fin dai tempi dell'Antico Egitto. La maggiorana è conosciuta come "il grande consolatore" per il suo forte e potente effetto sedativo.

La maggiorana è utile per tutti i tipi di dolore perché dilata i vasi sanguigni, crea un effetto riscaldante e migliora la circolazione. Riesce a ridurre il dolore acuto e costante dell'emicrania, i muscoli doloranti, le articolazioni rigide e persino il dolore cronico di artrite e reumatismi. Un massaggio addominale con olio di maggiorana allevia la stitichezza e la flatulenza. La proprietà fortemente sedativa della maggiorana è anafrodisiaca e aiuta a ridurre il desiderio sessuale durante il celibato.

Dal punto di vista emotivo, l'olio di maggiorana è efficace in caso di lutto, malinconia estrema o solitudine. La maggiorana può essere utilizzata anche in caso di iperattività (ADD/ADHD), isteria, ossessioni (OCD) e traumi (PTS), oltre che per l'insonnia. L'inalazione di questo aroma calmante dona conforto, sollievo, forza interiore e resistenza.

PRECAUZIONI:

- La maggiorana può risultare anestetizzante e deve essere usata con discrezione. Un uso eccessivo o prolungato deve essere evitato per evitare l'ottundimento dei sensi.

- La maggiorana dovrebbe essere evitata durante la gravidanza.

NEROLI

Il neroli, chiamato anche fiore d'arancio, è l'olio giallo pallido dei fiori bianchi e profumatissimi dell'arancio di Siviglia. Ha una fragranza floreale delicata e fresca con un forte sottotono agrodolce ed è un ingrediente di molti profumi popolari. L'olio è associato all'innocenza e alla purezza, come il fiore, un tradizionale fiore nuziale, da cui viene estratto. Si ritiene che la fragranza emanata dal bouquet da sposa sia in grado di calmare i nervi di una sposa o di uno sposo ansiosi. L'aroma è calmante, edificante e leggermente ipnotico. Questa fragranza dalla bellezza ammaliante è uno degli oli essenziali più costosi.

L'olio di neroli è un rigeneratore cellulare ed è efficace per ringiovanire sensibilmente tutti i tipi di pelle, soprattutto quelle mature, secche e sensibili. Il neroli tonifica la pelle e i muscoli del viso ed è quindi un ingrediente ideale per i prodotti per la cura della pelle, per i massaggi e per il bagno. Un massaggio al neroli nella regione addominale allevia gli spasmi intestinali legati alla diarrea.

Il neroli è la scelta consigliata dagli aromaterapeuti per il trattamento di ansia cronica, delusione e shock. Aiuta ad alleviare la depressione, la disperazione, gli attacchi di panico, l'isteria e lo stress post-traumatico (PTS) e infonde fiducia, iniziativa e ottimismo. Il neroli è un sottile afrodisiaco, particolarmente utile per superare la timidezza, il nervosismo o la paura degli incontri sessuali. Le proprietà allegre ed edificanti di questo olio favoriscono la meditazione, il pensiero creativo e la guarigione a tutti i livelli del corpo, della mente e dello spirito.

ROSA

I cespugli di rosa, noti a tutti, producono un olio essenziale dai petali dei fiori, di colore che va dal rosa pallido al rosso scarlatto intenso. Le specie più comuni per l'aromaterapia sono la Rosa di Damasco, la Rosa di Cavolo o la Rosa Francese. La "Rosa otto", ottenuta per distillazione in acqua, è l'olio essenziale più costoso sul mercato, tra i 500 e i 1.400 dollari l'oncia, ovvero tra i 1,25 e i 4 dollari per goccia. Quest'olio, di colore da chiaro a giallo pallido, ha un aroma delicato e sottile, leggero, dolce e speziato.

L'"Assoluto di Rosa", distillato con solvente (alcol), ha un colore che varia dall'arancione al marrone e un aroma intenso, crepuscolare e mielato, molto più forte della rosa otto, ma disponibile a metà prezzo. Alcuni aromaterapeuti considerano l'assoluta di rosa inferiore, ma a parte la differenza di fragranza, le proprietà e i benefici della rosa otto e dell'assoluta di rosa sono generalmente gli stessi.

La rosa è considerata da molti il più regale dei fiori, il fiore più bello ed elegante del giardino. Tradizionalmente simboleggia il vero amore e il suo olio essenziale è un tonico per il cuore e per le emozioni. È un aroma tenero, edificante e calmante che è stato usato per secoli per curare il cuore e l'anima.

Un massaggio o un bagno all'olio di rosa è il trattamento preferito per i problemi riproduttivi femminili, come i crampi premestruali e l'emotività (PMS), la menopausa e la depressione post-partum. L'olio di rosa è anche un ingrediente scelto nei prodotti per la cura della pelle per tutti i tipi di pelle, ma soprattutto per il trattamento della pelle matura, secca o sensibile. Questo olio essenziale è afrodisiaco sia per gli uomini che per le donne, allevia l'ansia sessuale e ispira fiducia nella propria capacità di esprimere la sensualità.

L'olio essenziale di rosa allevia la tristezza, la delusione e il dolore, nutrendo e rafforzando lo spirito interiore. Crea una sensazione di conforto che permette di sperimentare ed esprimere amore verso gli altri e verso se stessi.

PRECAUZIONE

- L'olio di rosa dovrebbe essere evitato all'inizio della gravidanza, soprattutto se c'è una storia di aborto spontaneo, ma è perfettamente sicuro nel secondo e terzo trimestre.

SANDALO

L'olio di sandalo viene distillato dalle radici e dal durame della parte interna dell'albero di sandalo, un sempreverde il cui legno è tra i più resistenti e pesanti al mondo. Il suo olio essenziale, di colore giallo chiaro o scuro, è il più ricco e duraturo degli oli essenziali e la sua splendida fragranza si esalta con il tempo, anziché irrancidire come la maggior parte degli oli quando invecchiano. L'aroma dolce e legnoso, con tocchi di balsamo e spezie, ha un effetto equilibrante e armonizzante sulla psiche e da migliaia di anni viene utilizzato nei rituali religiosi per favorire la preghiera e la meditazione. Il legno di sandalo attrae sia i sensi maschili che quelli femminili ed è ampiamente utilizzato per produrre profumi per entrambi i sessi, oltre che incensi. La sua fragranza è erotica, rilassante ed edificante.

Il legno di sandalo indiano è il più pregiato e desiderabile. Tuttavia, è una specie in via di estinzione e il suo olio è di conseguenza molto costoso. L'olio di sandalo australiano, che costa circa la metà di quello indiano, è considerato un sostituto soddisfacente e paragonabile dalla maggior parte degli esperti di aromaterapia.

Il sandalo è il principale olio essenziale per il trattamento di bronchiti e laringiti, grazie alle sue proprietà antisettiche, lenitive e calmanti. Viene utilizzato anche per il trattamento delle infezioni urinarie e della vescica e per la ritenzione di liquidi. Le sue qualità astringenti e riequilibranti rendono il sandalo adatto al trattamento dell'acne e di altre condizioni della pelle e del cuoio capelluto causate da pelle secca e desquamata. Il sandalo nell'olio per massaggi o nell'acqua del bagno è un rilassante generale per il corpo e la mente, ottimo per le cefalee da tensione e l'insonnia.

Il sandalo allevia la tristezza, l'aggressività e i pensieri ossessivi. È un potente afrodisiaco, soprattutto quando la frigidità o l'impotenza sono dovute a stress, depressione o senso di isolamento.

PRECAUZIONE:

- L'olio di sandalo non deve essere applicato puro (non diluito) sulla pelle.

MENTA SPERMANTE

L'olio essenziale di menta viene distillato dai fiori rosa o lilla che si trovano alla sommità di questa pianta molto diffusa con foglie verdi a forma di lancia che crescono fino a circa un metro e mezzo. L'olio, di colore giallo-verde pallido, ha un aroma fresco e di menta, simile a quello della menta piperita ma più dolce e delicato. È un'ottima alternativa alla menta piperita, meno aggressiva per i bambini. È un aroma comune nelle gomme da masticare, nelle caramelle, negli alimenti e nei farmaci grazie al suo effetto dolce, rinfrescante e calmante. Il tè alla menta è un'ottima bevanda per andare a dormire. Gli antichi greci usavano la menta nell'acqua del bagno per le sue proprietà antisettiche e rinfrescanti.

L'olio essenziale di menta piperita è utile in caso di problemi respiratori cronici, come bronchiti e sinusiti, e di mal di testa o dolori al petto che le accompagnano. Viene utilizzato anche per i comuni problemi digestivi causati da tensioni o spasmi. Se massaggiato sull'addome, questo olio rilassa i muscoli dello stomaco e allevia il singhiozzo, la nausea, il vomito, la flatulenza, la stitichezza o la diarrea, oltre a trattare la cinetosi. La menta speziata è eccellente per sbiancare i denti e promuovere la salute delle gengive. Se aggiunto a un detergente per il viso, la menta piperita libera e restringe i pori, lasciando la pelle tonica e compatta.

Le proprietà edificanti e rinfrescanti dell'olio di menta verde lo rendono un'ottima scelta per alleviare la stanchezza mentale e la leggera depressione. L'olio di menta piperita dona inoltre una sensazione di equilibrio e tranquillità durante i periodi di stress o di ansia.

PRECAUZIONI:

- Sebbene la menta sia un aroma comune negli alimenti e nei farmaci da banco, l'olio essenziale di menta, come tutti gli oli essenziali, deve essere ingerito solo sotto la guida di un medico autorizzato.

- La menta potrebbe irritare gli occhi o la pelle sensibile, anche se diluita in un vettore.

ALBERO DEL TÈ

L'albero del tè è in realtà un arbusto con foglie aghiformi di colore verde medio o giallo; nota anche come corteccia di carta, la corteccia dell'albero del tè è cartacea e bianca. L'olio essenziale estratto dalle foglie e dai rametti dell'albero del tè è di colore giallo pallido e ha un aroma pungente e speziato, simile a quello della noce moscata e con un leggero odore di canfora. L'olio di tea tree è l'olio essenziale più indicato per combattere tutti e tre gli organismi infettivi: batteri, virus e funghi. Le sue potenti proprietà antisettiche e immunogene lo rendono una scelta privilegiata per combattere una serie di malattie e disturbi. Si tratta di un eccellente unguento di pronto soccorso a tutto tondo. L'olio di tea tree genera un calore penetrante e guarisce sia fisicamente che emotivamente.

L'olio essenziale di tea tree può essere applicato puro (non diluito) per trattare efficacemente eruzioni cutanee, piede d'atleta, funghi delle unghie, herpes labiale, punture di insetti, pidocchi, abrasioni cutanee e acne. L'infezione vaginale da lievito (candida) può essere trattata con bagni caldi al tea tree e massaggi addominali regolari con tea tree in un olio vettore. Con l'inalazione di vapore e i gargarismi, quest'olio allevia i sintomi del raffreddore e del mal di gola. Usato abitualmente, impedisce che il raffreddore si trasformi in bronchite, sinusite o laringite. Bagni e massaggi regolari con l'olio di tea tree aiutano a rafforzare il sistema immunitario, soprattutto in caso di malattie debilitanti di lunga durata come la mononucleosi o il virus di Epstein-Barr. Il tea tree, mescolato al gel di aloe vera, riduce il dolore e il fastidio associati all'herpes zoster.

Il potente aroma del tea tree libera la mente, favorisce la concentrazione e contrasta la stanchezza. Quest'olio ispira anche fiducia in se stessi, aiuta a dissipare la tristezza della malattia cronica e favorisce un atteggiamento positivo e creativo verso la guarigione. Inoltre, fornisce una sottile sensazione di forza interiore e di resistenza.

PRECAUZIONI:

- L'olio di tea tree deve essere usato con moderazione: al massimo 4 gocce nell'acqua del bagno e il 2% nell'olio da massaggio o nella lozione.

- Questo olio potrebbe irritare la pelle sensibile.

YLANG-YLANG

L'olio essenziale di ylang-ylang viene estratto dai grandi fiori gialli tropicali dell'albero di cananga, che fiorisce abbondantemente tutto l'anno in Indonesia. Tradotto dal malese, ylang-ylang significa "fiore dei fiori". Questo olio limpido di colore giallo pallido ha una fragranza intensamente dolce, mandorlata e floreale, con una nota esotica, legnosa e balsamica. Ha un odore esotico e seducente, calmante, euforico e sedativo, che rende l'ylang-ylang un ingrediente molto apprezzato da profumieri e pasticceri. L'olio di ylang-ylang extra, la qualità più alta di questo olio, è generalmente preferito per l'aromaterapia rispetto alle qualità 1, 2 o 3.

L'uso medicinale principale dell'ylang-ylang è il trattamento dell'alta pressione sanguigna (ipertensione), delle palpitazioni e della respirazione accelerata. L'ylang-ylang è un ingrediente dei prodotti per la cura della pelle e dei capelli per il trattamento dell'eccessiva oleosità. Questo olio è un potente afrodisiaco, utile nel trattamento dell'impotenza e della frigidità se massaggiato sull'addome e sull'inguine. La sua fragranza dolce e ricca aiuta a sciogliere le inibizioni e a evocare la passione.

L'ylang-ylang è utile per ridurre lo stress e la tensione generale. Aiuta anche a superare la tristezza, la frustrazione e la rabbia, oltre a problemi emotivi più gravi come gli attacchi di panico e lo stress post-traumatico (PTS). Creando una sensazione di pace e tranquillità, l'ylang-ylang sblocca i sentimenti repressi e aiuta la meditazione, il pensiero creativo e l'espressione artistica. Alcune gocce di ylang-ylang nell'acqua del bagno prima di andare a dormire aiutano a rilassare sia la mente che il corpo, rendendolo un trattamento ideale per l'insonnia.

PRECAUZIONI:

- L'ylang-ylang deve essere usato in piccole quantità e per brevi periodi di tempo. Un uso prolungato o eccessivo potrebbe causare mal di testa o nausea.

- La miscelazione con un olio di agrumi, come il bergamotto o il neroli, per alleggerire l'effetto dell'ylang-ylang aiuta a prevenire gli effetti collaterali negativi.

GLI OLI ESSENZIALI DI BASE

BASILICO

Il basilico, talvolta chiamato "basilico dolce" o "basilico santo", è un'erba aromatica con foglie giallo-verdi e piccoli fiori bianchi, che producono un olio essenziale acquoso e giallo pallido. Ha un aroma dolce e leggero di menta con note di liquirizia o anice, che gli conferiscono una fragranza speziata, fruttata e balsamica. L'olio di basilico è simile all'olio di rosmarino, ma è più delicato e sottile. È un leggero stimolante che risveglia i sensi e ripristina la resistenza. In India, il basilico è un'erba sacra coltivata come pianta da appartamento per proteggere la casa e lo spirito dei suoi abitanti.

Il basilico è un antispastico, utile per gli spasmi muscolari e digestivi se aggiunto all'olio per massaggi. È un ottimo rimedio per i crampi e le tensioni mestruali, oltre che per la congestione toracica. Il basilico viene utilizzato anche per contrastare la stanchezza fisica, soprattutto in caso di malattie debilitanti e di lunga durata. È un buon tonico generale quando le riserve di energia sono esaurite.

La stanchezza mentale è notevolmente alleviata dall'olio di basilico, che favorisce la rapidità di pensiero e di decisione. Si tratta di uno stimolante mentale delicato e completo, utile per contrastare la depressione e la letargia, nonché la "stanchezza psichica" o l'ennui. È anche un aiuto per liberare la mente prima della meditazione.

PRECAUZIONI:

- Il basilico deve essere evitato durante la gravidanza, sulla pelle ipersensibile e sui bambini di età inferiore ai 16 anni.

- Usa il basilico con parsimonia - non più del 2% (6 gocce in un litro e mezzo) di olio o lozione; evita l'uso prolungato e astieniti dall'applicarlo puro (non diluito) sulla pelle.

FOGLIE DI CANNELLA

Le foglie dell'albero sempreverde della cannella vengono utilizzate per ottenere l'olio essenziale di cannella, una sostanza gialla e acquosa. La corteccia di cannella è molto profumata e il suo olio essenziale di colore rosso scuro/marrone è facilmente reperibile; tuttavia, è molto irritante per la maggior parte della pelle e raramente viene consigliato per l'aromaterapia. L'olio essenziale di cannella in foglie è molto aromatico, con una fragranza aspra, dolce e piccante, un po' pepata e simile al chiodo di garofano, ma più forte e pungente. La cannella è molto utilizzata per aromatizzare cibi e medicinali. L'olio di foglie di cannella è esaltante, stimolante e rinvigorente.

Usato regolarmente in un diffusore o in un vaporizzatore, l'olio di cannella è un ottimo preventivo per raffreddori e infezioni da batteri, virus o funghi. Inoltre, accelera il recupero durante le malattie respiratorie. Un massaggio addominale con olio contenente foglie di cannella aiuta una serie di problemi causati dalla digestione lenta, tra cui sintomi influenzali e flatulenza. La cannella, sia nell'olio per massaggi che nell'acqua del bagno, è benefica per le persone con cattiva circolazione che soffrono di mani e piedi sempre freddi; questo olio riscalda il corpo e l'anima con energia positiva. Massaggiata sulle articolazioni e sulla colonna vertebrale, la cannella è un rimedio efficace per il dolore e la rigidità dell'artrite.

La cannella ha proprietà che stimolano la vita e la rendono un ottimo rimedio per i sentimenti di isolamento e tristezza, oltre che per la letargia e la svogliatezza. Porta coraggio, ottimismo e rinnovato entusiasmo per i piaceri della vita.

PRECAUZIONI:

- L'olio di foglie di cannella deve essere evitato sulla pelle sensibile.

- Usalo con parsimonia - non più di 3 gocce nell'acqua del bagno o aggiunte a 1/2 oz. di olio da massaggio o lozione.

CHIODO DI GAROFANO

Il chiodo di garofano è un piccolo e laborioso sempreverde con foglie aromatiche verde scuro, fiori rossi profumati e bacche viola. I boccioli rosa al centro dei fiori vengono essiccati al sole e poi distillati per ottenere l'olio essenziale di chiodi di garofano, una fragranza fresca, dolce e speziata, simile a quella della cannella ma non così ardente o intensa. Quest'olio di colore giallo pallido è un ingrediente di profumi, medicine e cibi da migliaia di anni, fin dall'antico Egitto, dalla Cina e da Roma. L'aroma del chiodo di garofano è misterioso, intrigante, delicatamente stimolante e rivitalizzante. Il chiodo di garofano è anche altamente analgesico, riscaldante e confortante.

L'olio di chiodi di garofano è un tradizionale rimedio casalingo per il mal di denti; applicato direttamente sul tessuto gengivale o sul dente dolorante, il chiodo di garofano ha leggere proprietà anestetiche. È anche un efficace rinfrescante dell'alito e preventivo del raffreddore, grazie alle sue qualità antisettiche. Un massaggio con olio di chiodi di garofano è efficace per trattare i dolori muscolari e la rigidità articolare associati a reumatismi e artrite. Una cura affidabile per i brividi invernali e per la depressione è un bagno caldo con olio di chiodi di garofano. Il chiodo di garofano funziona anche come stimolante dell'appetito e per alleviare flatulenza, indigestione e nausea.

Il chiodo di garofano è eccellente in caso di negatività mentale ed emotiva dovuta a un disturbo fisico. In generale, è un ottimo tonico per energizzare e ravvivare la psiche e ripristinare un atteggiamento positivo.

PRECAUZIONI:

- Evitare l'uso su pelli sensibili o secche

- Usalo con parsimonia, al massimo tre gocce nell'acqua del bagno o 1/2 grammo di olio o lozione per massaggi.

EUCALITTO

Circa venti delle oltre 700 specie di eucalipto sono utilizzate in aromaterapia, ognuna con sottili differenze. Fondamentalmente, l'eucalipto è un albero sempreverde alto, a volte 30 metri, con foglie verde scuro da cui si estrae un olio essenziale da incolore a giallo pallido. L'aroma penetrante dell'olio di eucalipto è pungente, canforato, balsamico e legnoso. L'eucalipto limone è una specie distinta, chiamata così perché ha uno spiccato aroma di agrumi. In generale, l'eucalipto è penetrante, purificante e rinvigorente. È uno dei pochi oli essenziali la cui potenza aumenta con l'età invece di deteriorarsi.

L'eucalipto è l'olio essenziale più popolare per decongestionare raffreddori, bronchiti e sinusiti, sia che l'infezione sia virale, batterica o fungina. Utilizzato con inalazioni di vapore, l'eucalipto libera il sistema respiratorio e allevia il mal di gola, il mal di testa e le nevralgie che lo accompagnano. L'olio di eucalipto uccide i batteri presenti nell'aria ed è un buon disinfettante e deodorante per ambienti se usato in un vaporizzatore o in un diffusore. L'olio essenziale di eucalipto viene utilizzato anche come repellente per gli insetti o come trattamento per le punture di insetti. Le eruzioni cutanee e le patologie, tra cui l'herpes zoster, rispondono bene all'eucalipto se si aggiungono alcune gocce di olio all'acqua del bagno. È anche efficace se miscelato con il bergamotto per il trattamento dell'herpes e dell'herpes labiale.

Le proprietà purificanti ed edificanti dell'olio di eucalipto lo rendono un antidoto sia per la stanchezza mentale che per la costrizione emotiva. È anche un ottimo depuratore psichico per eliminare l'energia negativa in casa. La fragranza di quest'olio, in particolare l'eucalipto al limone, è un aiuto estremamente potente per focalizzare la mente durante l'attività mentale e per mantenere la concentrazione. L'eucalipto viene utilizzato anche per liberare la mente prima della meditazione o durante la preghiera.

GERANIO

Il geranio ornamentale da giardino non produce un olio essenziale e solo una delle oltre 700 varietà di geranio viene utilizzata in aromaterapia. L'olio essenziale si ottiene dall'intera pianta di geranio: steli, foglie pelose e seghettate e grappoli di fiori che vanno dal rosa al magenta e al rosso. La fragranza di questo olio verde chiaro è limonosa ed erbacea, con tenui note di rosa. Molto meno costoso dell'olio essenziale di rosa, il geranio è un sostituto economico. Viene spesso utilizzato dai profumieri per prolungare l'efficacia dell'olio di rosa. L'aroma è delicatamente rinfrescante, edificante, armonizzante ed equilibrante. Conforta e crea un senso di sicurezza e stabilità.

Il geranio stimola la corteccia surrenale e corregge gli squilibri ormonali, compresi i crampi mestruali e i sintomi della menopausa. La sua qualità antisettica aiuta a disintossicare il sistema linfatico e a guarire le ferite minori. Come coadiuvante di bellezza, il geranio regola le ghiandole della pelle e previene l'eccessiva produzione di olio. La sua delicata azione stimolante migliora la circolazione e agisce sul sistema urinario come un leggero diuretico. Aggiunto all'olio per massaggi, con un trattamento quotidiano il geranio è efficace per ridurre la cellulite. È anche un buon deodorante personale, un deodorante per ambienti e un repellente per insetti.

L'olio di geranio funziona come antidepressivo, controlla gli sbalzi d'umore, il nervosismo e l'ansia. Combatte la stanchezza mentale dovuta allo stress e al superlavoro. Il geranio controlla il flusso di energia nel corpo e riequilibra la psiche a livello emotivo e mentale, oltre che fisico.

GELSOMINO

Il gelsomino è un arbusto fiorito con belle foglie verdi e delicati fiori bianchi il cui olio viene estratto solo con il solvente, che produce l'"assoluta di gelsomino", l'unico tipo di olio essenziale di gelsomino. La fragranza di questo olio di colore arancione scuro è un potente fiore esotico con un sottofondo dolce e mieloso. Occorrono circa 1.000 libbre di fiori per produrre meno di due once (4,5 grammi) di assoluto di gelsomino, il che lo rende uno degli oli essenziali più costosi dell'aromaterapia. Il gelsomino viene raccolto di notte, quando il suo profumo è più forte, il che gli conferisce il titolo di "regina della notte". L'olio di gelsomino è euforico e leggermente ipnotico. La sua potente qualità afrodisiaca lo rese il profumo scelto da Cleopatra per corteggiare Marco Antonio. L'imperatrice Giuseppina usò il gelsomino per attirare Napoleone Bonaparte. L'olio di gelsomino è inebriante, liberatorio e rivitalizzante.

Il gelsomino è un ottimo ingrediente per la cura della pelle, particolarmente adatto alle pelli mature che hanno bisogno di essere ringiovanite. Alcune gocce di assoluta di gelsomino in un bagno caldo alleviano gli spasmi muscolari, la rigidità delle articolazioni e il dolore dei legamenti slogati. Il gelsomino cura efficacemente il sistema riproduttivo di uomini e donne. Un massaggio all'addome o alla schiena con l'olio di gelsomino allevia i dolori del travaglio durante il parto e aiuta ad alleviare i fastidi di una ghiandola prostatica ingrossata. La potente azione afrodisiaca dell'assoluta di gelsomino può riaccendere la passione nelle relazioni sessuali più travagliate.

L'olio di gelsomino, un antidepressivo di natura stimolante, è la scelta migliore per ripristinare la fiducia in coloro che soffrono di vacillazione debilitante, letargia e indecisione. Il gelsomino allontana la paura, la paranoia e il pessimismo. Le qualità positive del gelsomino sbloccano le emozioni represse, elevano il pensiero e favoriscono l'intuizione e la saggezza.

LIMONE

L'olio essenziale di limone viene spremuto a freddo dalla scorza del comune agrume che cresce su piccoli alberi tutto l'anno. Questo olio giallo-verde pallido non deve essere confuso con l'olio di "citronella", "limone-petitgrain" o "melissa", che hanno proprietà e usi diversi in aromaterapia. La fragranza dell'olio di limone è un profumo leggero, pulito e leggermente dolce, simile a quello della scorza di limone fresco, ma più ricco, intenso e duraturo. Quest'olio è molto utilizzato in profumeria, in medicina, nei prodotti per la cura della persona e nei detergenti per la casa, oltre a essere un popolare aromatizzante alimentare. Il limone viene spesso miscelato con altri aromi e fragranze per esaltarne le proprietà. L'aroma è rinvigorente, rinfrescante e purificante.

Le qualità astringenti e antibatteriche dell'olio di limone lo rendono utile per pulire le ferite e disintossicare i sistemi circolatorio, respiratorio e linfatico. L'olio di limone neutralizza l'acido ed è utile per trattare i reumatismi, la gotta o uno stomaco troppo acido. È utile anche per bloccare la diffusione di infezioni batteriche, raffreddori e mal di gola. Come ingrediente per i prodotti di bellezza, l'olio di limone è particolarmente indicato per la pelle opaca e grassa, le macchie scure e le vene varicose, se aggiunto a lozioni, olio per massaggi o acqua del bagno. Una o due gocce di olio di limone aggiunte allo shampoo o all'acqua di risciacquo finale donano ai capelli una lucentezza brillante, indipendentemente dal colore naturale. Un bagno all'olio di limone è consigliato in caso di stanchezza fisica e mentale.

L'olio di limone aiuta a eliminare la confusione e favorisce la rapidità di pensiero, il processo decisionale e la concentrazione. È eccellente per liberare la mente prima della meditazione. L'aroma del limone elimina le vibrazioni negative e crea sentimenti caldi e confortevoli verso gli altri.

PRECAUZIONI:

- L'olio essenziale di limone è fotosensibile e non deve essere usato sulla pelle 24 ore prima dell'esposizione al sole.

- Evita di usarlo sulla pelle sensibile.

- Usalo con parsimonia - massimo tre gocce nell'acqua del bagno, o 1/2 grammo di olio per massaggi o lozione.

PATCHOULI

L'arbusto di patchouli ha foglie grandi, morbide e pelose e fiori rosa pallido. Le foglie vengono essiccate e fatte fermentare per diversi giorni prima di essere distillate per ottenere un olio essenziale esotico di colore arancione scuro. Il profumo intenso è dolce, speziato e legnoso, leggermente balsamico e affumicato. Il patchouli è un potente ingrediente per i profumi e viene utilizzato come deodorante e antitarme per tappeti, vestiti e altri tessuti. È anche un afrodisiaco sia per gli uomini che per le donne. Il suo aroma forte e distinto è edificante, equilibrante, rigenerante e sensuale.

Il patchouli è un ingrediente benefico per la cura della pelle matura e grassa e per condizioni come forfora, dermatite o piede d'atleta. Le sue proprietà rigenerative sono efficaci per il rinnovamento delle cellule della pelle, soprattutto in caso di tessuto cicatriziale. Il patchouli cura le punture di insetti e serpenti, oltre a essere un efficace repellente. Il desiderio sessuale e la passione vengono stimolati quando il patchouli viene indossato come profumo o aggiunto all'olio per un massaggio addominale. Il patchouli aiuta sia l'impotenza maschile che la frigidità femminile.

Il patchouli è eccellente per gli squilibri emotivi legati allo stress, tra cui ansia, nervosismo e rabbia. È utile per trattare la procrastinazione dovuta a confusione o a pensieri depressivi e negativi. L'odore terroso del patchouli radica e centra la psiche. È usato per rimediare ai pensieri distratti e all'eccessivo sognare ad occhi aperti. Il patchouli è stato utilizzato per ridurre le voglie durante le crisi di astinenza da droghe o tabacco.

MENTA PIPERITA

L'olio essenziale di menta piperita, una delle tante mentine utilizzate in aromaterapia, viene distillato dalle sommità fiorite di colore viola pallido o dalle foglie lanuginose della pianta di menta piperita. L'olio, di colore verde pallido, è quasi incolore e ha un odore fresco e penetrante, con un sentore di erba e canfora, simile a quello della menta piperita ma più pungente. La menta piperita è una delle droghe naturali più antiche e importanti, risalente a migliaia di anni fa, all'antico Egitto e alla Grecia. Oggi è utilizzata in tutto il mondo come medicinale da banco e per aromatizzare cibi, gomme e caramelle. Un contenuto di mentolo compreso tra il 50 e l'85% conferisce all'olio di menta piperita il suo aroma di menta e crea una sensazione unica che rinfresca e stimola allo stesso tempo. L'azione decisa della menta piperita è lenitiva, rinfrescante ed energizzante.

La menta piperita è l'olio essenziale principale per una serie di disturbi digestivi. Un delicato massaggio addominale con l'olio di menta piperita aiuta ad alleviare la sindrome dell'intestino irritabile, la diarrea, la flatulenza, la stitichezza, lo spasmo del colon, il mal d'auto, il vomito o la nausea. Le proprietà analgesiche della menta piperita hanno alleviato il mal di testa per molti anni. Diluito in un olio vettore, l'olio di menta piperita strofinato sulle tempie, sulla fronte e sul collo aiuta anche l'emicrania cronica. Un massaggio alla menta piperita è utile anche in caso di artrite, dolori muscolari o spasmi alle gambe o ai piedi e crampi mestruali. Come decongestionante ed espettorante, l'olio di menta piperita massaggiato sul petto cura raffreddore, tosse, bronchite, sinusite e asma. La proprietà antivirale della menta piperita combatte l'influenza, l'herpes, le infezioni da lievito e il piede d'atleta. Essendo un potente antisettico, l'olio di menta piperita cura l'alito cattivo, la carie e le malattie gengivali.

L'olio di menta piperita, se inalato, migliora la chiarezza mentale, la vigilanza, la concentrazione e il pensiero intuitivo. È eccellente per trattare l'affaticamento mentale e i sentimenti di insicurezza, inferiorità o apatia. È un eccellente tonico ricostituente, un toccasana per tutti.

PRECAUZIONI:

- L'olio essenziale di menta piperita potrebbe causare una reazione allergica, soprattutto su pelli sensibili, e dovrebbe essere utilizzato solo in un olio vettore, in una lozione o nell'acqua del bagno.

- Evita di usare oli o lozioni con olio di menta piperita sui bambini di età inferiore ai 5 anni; potrebbe verificarsi una grave reazione di soffocamento al mentolo.

AGO DI PINO

L'imponente pino silvestre, un sempreverde dalla caratteristica corteccia rossa, produce olio dai suoi rami, dalle pigne e dalle foglie aghiformi. La fonte preferita di olio essenziale per l'aromaterapia sono gli aghi di pino. Questo olio incolore e trasparente ha una fragranza fresca, terrosa e balsamica con un sottile tocco di trementina. L'olio di pino è un potente antisettico tradizionalmente aggiunto a saponi, detergenti e deodoranti, oltre che all'acqua di colonia maschile. Viene utilizzato nelle saune e nei bagni di vapore per ottenere un doppio effetto detergente ed energizzante. L'aroma penetrante è rivitalizzante, riscaldante e rinvigorente.

Il pino è un olio essenziale fondamentale per eliminare il catarro dai polmoni e dall'apparato respiratorio e viene utilizzato in caso di semplici raffreddori, sinusiti croniche, bronchiti, febbre da fieno o allergie. Il pino è antisettico e uccide sia i batteri che i virus. Aggiunto a un vaporizzatore, il pino facilita la respirazione di chi soffre di asma e disinfetta l'aria della stanza. Il pino è anche uno stimolante massaggio analgesico in caso di mal di testa o nevralgie. Il pino, in un impacco o in una lozione per massaggi, allevia le lesioni sportive, le distorsioni e gli strappi muscolari dovuti a uno sforzo eccessivo. Un bagno al pino cura la cistite oltre a stimolare e rivitalizzare delicatamente la funzione dei reni o della vescica e a fungere da leggero diuretico. È un ingrediente eccellente da includere nei trattamenti di massaggio per la cellulite.

L'olio di pino è ottimo per alleviare la stanchezza e l'esaurimento mentale derivanti da irritabilità e tensione. L'olio di pino diffuso nell'aria purifica la psiche, eliminando i sensi di colpa e ispirando fiducia in se stessi, accettazione e perdono. Una nebbia di pino libererà uno spazio fisico dalle vibrazioni negative e stagnanti e creerà un'atmosfera confortevole per la meditazione.

PRECAUZIONE:

- Il pino può essere irritante per la pelle sensibile, anche se diluito nell'acqua del bagno, nell'olio da massaggio o nella lozione.

ROSMARINO

Il rosmarino è un arbusto cespuglioso con foglie verde-argento e una profusione di fiori celesti, da cui si estrae l'olio essenziale. Questo olio sottile e incolore ha un aroma dolce ed erbaceo con tocchi di balsamo e canfora, che conferiscono al rosmarino un odore fresco e leggermente medicinale. Storicamente, si ritiene che il rosmarino crei uno scudo protettivo intorno alla psiche per allontanare la negatività e viene utilizzato a questo scopo nei rituali nuziali e funebri. A livello commerciale, il rosmarino è un ingrediente tradizionale dei prodotti per la cura dei capelli e della pelle. Il rosmarino è calmante, confortante, rinvigorente e riequilibrante.

Alcune gocce di olio di rosmarino nello shampoo, nel balsamo o nell'acqua di risciacquo stimolano il cuoio capelluto, correggono la forfora e favoriscono la crescita di capelli forti e sani, con riflessi e lucentezza naturali. Il rosmarino nei prodotti per il viso rivitalizza la pelle matura e spenta. Un massaggio riscaldante al rosmarino stimola la circolazione, scioglie le articolazioni rigide e allevia i dolori muscolari, gli spasmi e i dolori di nevralgie, artrite, reumatismi e gotta. Quest'olio ha potenti qualità antisettiche e, se diffuso nell'aria, blocca la diffusione di infezioni aeree. Un bagno mattutino con l'olio di rosmarino aiuta a dare il via alla giornata, alleviando persino i postumi dell'alcol.

Il rosmarino è l'olio essenziale più potente per favorire le funzioni cerebrali. Il rosmarino fornisce struttura mentale, stabilità e forza nei momenti di stress emotivo, negatività e confusione. Il rosmarino, molto apprezzato da studenti e scrittori, migliora la memoria. Poche gocce, diffuse nell'aria o tamponate sui polsi mentre si studia o si scrive, liberano la mente e stimolano il pensiero creativo e la visione intuitiva. Quest'olio incoraggia il pensiero pratico e aiuta a risolvere i problemi a livello fisico, emotivo e spirituale. L'olio di rosmarino o l'incenso sono aiuti tradizionali per centrare e focalizzare la mente prima della meditazione.

PRECAUZIONE:

- L'uso dell'olio di rosmarino è sconsigliato in gravidanza, in caso di epilessia o in presenza di febbre.

TIMO

Il timo è un arbusto cespuglioso con piccole foglie verdi e fiori bianchi. L'olio essenziale di timo si estrae sia dalle foglie che dai fiori bianchi. Esistono più di 150 specie di timo. La più potente è il "timo rosso", riconoscibile per il suo colore arancione o rosso-bruno. L'uso consigliato in aromaterapia per il timo rosso è la diffusione nell'aria, a causa della sua alta concentrazione di fenolo, un forte irritante per la pelle. Una varietà più blanda è il "timo linalolo", un liquido sottile di colore giallo pallido, consigliato per l'applicazione sulla pelle diluito in un olio vettore o nell'acqua del bagno. Alcuni produttori producono l'"olio essenziale di timo bianco", un olio incolore che è una multi-distillazione del timo rosso ed è meno irritante per la pelle.

Tutte le varietà di timo hanno lo stesso odore, ma il timo rosso è il più intenso. L'aroma è speziato, dolce, legnoso e leggermente medicinale. L'olio di timo veniva utilizzato nell'antico Egitto, a Roma e in Grecia nei bagni, nei bruciatori e negli oli per massaggi come disinfettante e per riempire l'atmosfera con il suo piacevole profumo di erbe. L'effetto del timo è energizzante, rinforzante, purificante e riequilibrante.

Il timo è il principale olio essenziale utilizzato per combattere le infezioni, sia batteriche che virali. Favorisce la produzione di globuli bianchi, rafforza il sistema immunitario e previene raffreddori, mal di gola e influenza. Il timo stimola la produzione di globuli rossi, aumentando così l'ossigeno in tutto il corpo e donando nuovo vigore. Viene utilizzato durante le malattie per regolare l'appetito e migliorare la digestione lenta o la cattiva eliminazione, compresa la stitichezza. Questo olio essenziale ravviva e calma allo stesso tempo i sistemi corporei, ripristinando la forza e la resistenza, soprattutto nei casi di stanchezza cronica e di mancanza di interesse sessuale, frigidità o impotenza.

L'olio essenziale di timo è utile a livello emotivo nei casi di letargia, malinconia e depressione, anche post-partum. Per la sua azione di radicamento e riequilibrio, il timo è usato per trattare la "spazialità" mentale, il pensiero irrealistico e la mancanza di motivazione. Il timo dà una sensazione di coraggio, determinazione e risolutezza.

PRECAUZIONI:

- Evita tutte le varietà di timo in gravidanza e in caso di pressione alta.

- Il timo rosso non è adatto all'uso nell'olio per massaggi o nell'acqua del bagno, né ai bambini.